SEI NIE MEHR KRANK!

von

Leslie Forster

Gesundheit ist die erste Pflicht im Leben.
- Oscar Wilde

ISBN-13: 978-1722090333
ISBN-10: 1722090332

Umschlaggestaltung: Germancreative von Fiverr
Übersetzt aus dem Englischen durch: Seraina Giger
Im Selbstverlag herausgegeben. Kontaktperson: Seraina Giger: swissmissstories@gmail.com

Inhalt

1 Vorwort

Der Mangel an Vitamin D3 und B12 wird immer häufiger und der offensichtlichste Grund dafür scheint unser Lebensstil zu sein. Was den Vitamin D3-Mangel betrifft, sehen wir folgende Faktoren als Hauptursachen: Mangel an Sonnenlicht, vegetarische oder unausgewogene Ernährung, Umweltverschmutzung und Stress.

Die Situation verschärft sich derart, dass 8 von 10 Menschen in städtischen Gebieten unter dem Defizit dieser beiden Vitamine leiden. Die erstaunlichste Tatsache in Bezug auf dieses Thema ist das mangelnde Bewusstsein bei defizitären Menschen. Der Mangel wird erst als Problem erkannt, wenn man auf die drastischen Auswirkungen des Defizits stößt.

In diesem Informationsbuch diskutieren wir hauptsächlich Vitamin D3 und B12, da viele Menschen unter einem Mangel an diesen beiden Vitaminen leiden Verbessern Sie Ihre Gesundheit, denn so viele körperliche und auch psychische Probleme könnten vermieden werden, indem Sie genug von diesen Vitaminen aufnehmen. Sei es durch Nahrung, Medikamente oder Nahrungsergänzungsmittel. Dieses Buch konzentriert sich im Wesentlichen auf die folgenden Aspekte:

- Kurze Einleitung
- Quellen für Vitamin D und B (sowohl natürliche als auch künstliche)
- Wie Sie dank D3 und B12 gesund bleiben
- Ursachen für Mangel
- Symptome
- Gesundheitsrisiken im Zusammenhang mit Vitamin D3 und B12-Mangel
- Nahrungsergänzungsmittel und ihre Rolle zur Überwindung von Vitamin D3 und B12-Mangel

2 Eine kurze Einleitung zu Vitamin D

Als fettlösliches Vitamin spielt es eine wichtige Rolle bei der Aufrechterhaltung einer perfekten Gesundheit. Vitamin D wird auch als „Sonnenvitamin" oder „Sonnenhormon" bezeichnet, da unser Körper in der Lage ist, bei Sonneneinstrahlung eine beträchtliche Menge an D3 zu produzieren. Eine weitere erstaunliche Tatsache über dieses Vitamin ist seine Einstufung als Hormon und nicht als Vitamin. Es ist damit in den meisten Körperfunktionen einschließlich Knochengesundheit und Gewichtskontrolle beteiligt und leistet auch einen Beitrag zu Ihrer psychischen Glückseligkeit.

Vitamin D ist ein bisschen anders als andere Vitamine, da Ihr Körper es umwandeln kann. Zudem kann es durch verschiedene Lebensmittel oder Nahrungsergänzungsmittel absorbiert werden. Umso erstaunlicher ist es, dass so wenige Menschen oder Ärzte etwas gegen den Mangel unternehmen, obwohl sie die Gesundheit der Menschen sofort verbessern könnten. Vitamin D wird in zwei Formen eingeteilt (D2 und D3). Cholecalciferol ist ein anderer Name für D3, das durch unsere Haut produziert wird.

2.1 Wie viel Vitamin D3 brauchen wir?

Der genaue Bedarf an Vitamin D hängt von Alter, Geschlecht, Körpergewicht und anderen ähnlichen Eigenschaften eines Individuums ab. Eine geschätzte Anforderung besagt jedoch, dass ein Erwachsener 600 internationale Einheiten (IU) pro Tag und 800 IU pro Tag für Personen über 70 Jahre benötigt. Diese Anforderung kann durch eine ausgewogene Ernährung (Fleisch, Eier, Milch und angereicherte Lebensmittel), Sonneneinstrahlung und Nahrungsergänzungsmittel erfüllt werden.

Es gibt jedoch leider nur wenige Nahrungsmittel, die genügend Vitamin D zur Verfügung stellen, um das Level zu erreichen, das wir brauchen. Darüber hinaus können viele Menschen die Vitamine B und D nicht richtig durch Nahrung aufnehmen. Menschen, die sich nur auf Nahrungsmittel für D3 verlassen, erhalten normalerweise nicht mehr als 288 IU pro Tag. Darüber hinaus hat Sonnenschein auch seine Grenzen aufgrund verschiedener geografischer und klimatischer Situationen. In diesem Zusammenhang ist der am leichtesten verfügbare und effizienteste Weg, um einen gesunden Vitamin-D-Spiegel aufrechtzuerhalten, die Verwendung von Nahrungsergänzungsmitteln.

2.2 Natürliche Quellen für Vitamin D

Folgende sind die natürlichen Quellen, die Sie verwenden können, um den Vitamin-D-Spiegel Ihres Körpers zu erhalten.

Sonnenlicht

Damit Ihre Haut Vitamin D generieren kann brauchen Sie mindestens 10 bis 15 Minuten direkte Sonneneinstrahlung pro Tag (über 100 % DV). Dies bedeutet, dass Ihre nackte Haut für mindestens diese Zeit der Sonne ausgesetzt sein muss. Im Winter wird es nicht ausreichen, wenn Sie spazieren gehen und nur der Teil von Ihrer Nase bis zu Ihrem Haaransatz herausschaut, während der Rest des Körpers mit Kleidung bedeckt ist. Ein großer Teil Ihrer Haut muss der Sonne ausgesetzt werden, um Vitamin D3 aufnehmen zu können. Daher sollten Sie gesundheitstechnisch gesehen jeden Tag ein kurzes Sonnenbad in Badekleidung nehmen oder Aktivitäten mit kurzer Kleidung und ohne Sonnenschutz unternehmen. Selbst sehr helle Haut sollte für bis zu 10 Minuten in sich selbst schützen können und nur ohne Sonnencreme können Sie Vitamin D3 vollständig aufnehmen. Sie haben Glück, wenn Sie einen Job haben, der hauptsächlich im Freien stattfindet. Gärtner und Bauarbeiter leiden kaum unter D3-Mangel, da sie oft ohne T-Shirt arbeiten.

Darüber hinaus gibt es weniger Fälle von Hautkrebs bei Menschen, die der Sonne viel ausgesetzt sind, da die Haut genug schützende Vitamine aufbaut, die Sonnencreme leider auch blockiert. Hier finden Sie eines von vielen Videos[1], das mehr über das Thema Sonnenschutz und Vitamin D erklärt. Es wird auch gesagt, dass Sonnenbrand immer noch keine gute Idee ist, aber mit 10-15 Minuten pro Tag am frühen Nachmittag sollte es allen gut gehen.

Im Folgenden stehen die natürlichen Quellen, die Sie benutzen können, um den Vitamin-D-Spiegel aufrechtzuerhalten.

2.3 Nahrungsmittel, die Vitamin D enthalten

Wenn es um Nahrungsquellen geht, gibt es zwei Arten von Vitamin D, die Sie verwenden können.

- Vitamin D3 (Cholecalciferol) wird sowohl in rotem als auch in weißem Fleisch, einschließlich Rindfleisch, Hünchen und Fisch, gefunden
- Vitamin D2 (Ergocalciferol) ist in einigen pflanzlichen Lebensmitteln wie Pilzen verfügbar

---

[1] https://www.youtube.com/watch?v=cqSMy2tBiq8

Die Form von Vitamin D, die am häufigsten in Nahrungsergänzungsmitteln und Multivitaminen verwendet wird, ist D3. Dies ist so, weil es sich als sehr effektiv erwiesen hat, um den Vitamin-D-Spiegel aufzufüllen.

Sie finden folgende Vitamin D angereicherte Lebensmittel:

- Fettfisch, wie Lachs, Thunfisch, Makrele (Fisch ist immer eine gute Option)
- Rinderleber
- Eigelb
- Käse

Mit Vitamin D angereicherte Nahrungsmittel

Lebensmittel wie einige Milchprodukte, Orangensaft, Getreide und Sojamilch sind mit Vitamin D angereichert, um die Aufnahme der erforderlichen Menge zu gewährleisten. Sie finden den Vitamingehalt in der Tabelle der Energieangabe und den restlichen Inhaltsstoffen.

2.4 Warum Vitamin D3 so wichtig ist

Dieses besondere Vitamin trägt nicht nur als Vitamin, sondern auch als Hormon einen großen Teil zur Aufrechterhaltung eines gesunden Körpers bei, da es die folgenden wichtigen Aufgaben erfüllt:

- D3 stärkt unsere Knochen durch Kalziumaufnahme und Knochenmineralisierung
- Es beugt Knochendeformitäten und Frakturen vor
- Vitamin D3 hemmt und beugt Depressionen, Diabetes, Multiple Sklerose, Gewichtsverlust und Krebs vor

Wenn Sie also an einem der oben genannten Probleme leiden, ist das eine gute Nachricht für Sie: Vielleicht ist es nicht nur Pech oder schlechte Gene, denen Sie eine Krankheit zuschreiben können. Oder es ist nicht Ihr Leben, das unerträglich ist, weil Sie sich ständig betrübt fühlen. Möglicherweise können Sie diese gesundheitlichen Probleme durch die Einnahme von Vitamin-D-Präparaten verbessern oder sogar heilen. Um sicherzustellen, dass Sie genug Vitamin D aufnehmen, würde ich empfehlen, dass Sie regelmäßig Ergänzungen einnehmen. Sie können in Drogerien schon ab 2.50 Euro Ergänzungspillen für einen Monat finden. Sie brauchen kein Rezept eines Arztes, weil sie in keiner Weise süchtig machen und

wenn Sie den Anweisungen folgen und nur eine
Tablette oder Pulver pro Tag nehmen, werden Sie
auch keine Überdosis von Vitamin D einnehmen. Das
wichtigste ist, dass Sie Ihren Vitaminspiegel wieder auf
normal hochbekommen.

2.5 Vorteile der Aufrechterhaltung eines angemessenen Vitamin-D-Spiegels

Wie jedes andere Vitamin ist auch D3 für unseren
Körper auf verschiedene Arten essenziell. Vor allem
unsere Körperstruktur beruht auf diesem Vitamin. Wir
brauchen D3 Stärke, Stabilität und das allgemeine
Wachstum unserer Knochen. Abgesehen von seiner
Fähigkeit, den Körper bei der Ausführung
verschiedener Funktionen zu unterstützen, schützt
und entlastet D3 unseren Körper auch vor ernsthaften
gesundheitlichen Problemen.

1) Verringerung der Risiken von Diabetes

In einer Studie[2] wurde festgestellt, dass diejenigen,
die ihren Vitamin-D-Spiegel auf über 25 ng / ml halten
können, das Risiko, zwei Arten von Diabetes zu
entwickeln, um bis zu 43 % reduzieren können. Dies
ist so, weil Sie durch die Aufrechterhaltung eines

---

[2] https://www.ncbi.nlm.nih.gov/pmc/articles/PMC4066381/

angemessenen Niveaus von Vitamin D auch den Blutzuckerspiegel kontrollieren können.

2) Minimierung der Auswirkungen von Gelenkschmerzen

Wenn Sie Ihr Vitamin D auf dem erforderlichen Level halten, wird es bei der Verringerung von Knie- und Hüftschmerzen helfen. Eine Kohortenstudie[3], die 769 ausgewählte Erwachsene im Alter zwischen 50 und 80 Jahren umfasste, ergab, dass selbst der kleinste Vitamin-D-Mangel mit der Verschlechterung von Knie- und Hüftschmerzen zusammenhing.

3) Verbesserte Nierenfunktion

Ein weiterer Vorteil der Aufrechterhaltung eines ausreichenden Vitamin-D-Spiegels erzwingt die ordnungsgemäße Funktion der Nieren. Zudem hilft Vitamin D3 bei Schlafapnoe und erektiler Dysfunktion.

2.6 Was sind die Hauptursachen für Vitamin D3-Mangel?

Da unser eigener Körper dieses Vitamin produzieren kann, wenn er dem Sonnenlicht ausgesetzt ist, ist es notwendig, diese Produktion zu unterstützen, indem

---

[3] https://www.ncbi.nlm.nih.gov/pubmed/23595144/

man jeden Tag einige Zeit in der Sonne verbringt. Abgesehen von der fehlenden Sonneneinstrahlung sind im Folgenden weitere Ursachen für Vitamin-D-Mangel unten aufgeführt.

- **Unausgewogene Ernährung**

Dies passiert, wenn Sie sich vegan ernähren. Die tierischen Lebensmittel sind die grundlegenden natürlichen Quellen von D3, zu denen Eigelb, angereicherte Milch, Rinderleber, Fisch und Fischöle gehören.

- **Dunkle Haut**

Das Melaninpigment beeinflusst die Fähigkeit unserer Haut, unter Sonnenlicht Vitamin D zu produzieren.

- **Vitamin D wird nicht in seine aktive Form umgewandelt**

Die Fähigkeit von Nieren, Vitamin D in seine aktive Form umzuwandeln, wird bei älteren Erwachsenen minimiert. Dies führt zu einem Mangel an Vitamin D, selbst wenn eine beträchtliche Menge in unserem Körper vorhanden ist.

- **Die Unfähigkeit des Verdauungstraktes, Vitamin D zu absorbieren**

Medizinische Erkrankungen wie Mukoviszidose, Zöliakie und Morbus Crohn können ebenfalls eine Ursache für Vitamin-D-Mangel sein, da diese Probleme die Fähigkeit des Darms, Vitamin D aus der Nahrung aufzunehmen, beeinträchtigen. Hinzu kommt, dass heute auch ansonsten gesunde Menschen an Darmkrankheiten oder -dysfunktionen leiden, von welchen sie gar nichts wissen. Die Ernährung kann dabei eine Rolle spielen oder eine stressige Lebensweise.

Häufigste Symptome

Zu den Symptomen, die bei den meisten Patienten mit Vitamin-D-Mangel beobachtet wurden, gehören Muskelschwäche und Knochenschmerzen. Dennoch sind die Symptome für eine breite Palette von Menschen subtil. Dies bedeutet jedoch nicht, dass Sie immun gegen die destruktiven Effekte sind, da selbst der kleinste Mangel an Vitamin D zu ernsthaften Gesundheitsproblemen führen kann. Deshalb ist es wichtig, dass wir diesem Thema nicht länger den Rücken kehren. Wir könnten unsere Gesundheit so einfach verbessern. Trotzdem weigern sich viele Leute noch, Nahrungsergänzungsmittel zu sich zu nehmen, weil die offiziellen Quellen wie z. B. Ärzte uns diese nicht empfehlen. Meine Meinung zu dieser Angelegenheit finden Sie in *Kapitel 5*.

2.7 Gesundheitsrisiken im Zusammenhang mit Vitamin-D3-Mangel

Im Folgenden werden einige der drastischen, gesundheitlichen Bedenken besprochen, die Sie verhindern können, indem Sie ein ausreichendes Niveau an Vitamin D aufrechterhalten.

- **Typ-1-Diabetes:**

Es wurde beobachtet, dass Kinder mit Typ-1-Diabetes auch Vitamin-D-Mangel aufweisen. Dies deutet darauf hin, dass das Risiko von Typ-1-Diabetes durch die Aufnahme von Vitamin-D-reichen Lebensmitteln und Nahrungsergänzungsmitteln abgewendet werden kann. Es ist bereits weit verbreitet, dass schwangeren Frauen eine Vitamin D-Ergänzung erhalten. Aber warum hören wir damit auf, Frauen nach der Schwangerschaft oder Kleinkinder nach einem Jahr zu ergänzen? Eine großartige Rede zu diesem Thema[4] hielt Prof. Dr. Jörg Spitz. Er hat sich auf Vitamin-D-Forschung spezialisiert und ist eine gute Adresse, wenn Sie nach diesem Buch noch mehr Fragen zu Vitamin D haben. Er sagt, dass der medizinische Bereich die Dringlichkeit des Vitamin-D-Problems noch nicht akzeptiert. Die meisten Ärzte

---

[4] https://www.youtube.com/watch?v=xEU7Hb8KrpM

sehen immer noch andere Gründe für häufige Krankheiten, da die Aufnahme von D3 durch genug Sonnenschein abgedeckt werden könnte. Was auch möglich wäre,
wenn Sie als Gärtner oder Bauarbeiter in der südlichen Hemisphäre arbeiten. Für Menschen, die auf den europäischen Breitengraden oder höher leben, wird es jedoch schwierig sein, ausreichend Vitamin D durch Sonnenlicht aufzunehmen, insbesondere wenn sie keine Arbeit im Freien haben.

- **Multiple Sklerose (MS)**

Vitamin D-Mangel erhöht die Chancen in hohem Maße, MS zu entwickeln. Diese Theorie basiert auf verschiedenen Studien, in denen eine erhöhte Prävalenz von MS in geografischen Gebieten abseits des Äquators gefunden wurde. Indem wir unseren Körper mit der erforderlichen Dosis an Vitamin D versorgen, können wir die Entwicklung neuer Läsionen im Gehirn minimieren und weniger Rückfälle, weniger schwere Krankheiten und Behinderungen erleben.

- **Rheumatoide Arthritis (RA)**

Eine Untersuchung[5] in dieser Hinsicht ergab, dass
Menschen mit dem maximalen Vitamin-D-Spiegel
weniger anfällig für RA sind, im Vergleich zu
Menschen mit niedrigen Levels.

- **Autoimmune Schilddrüsenerkrankung
  (AITD)**

Es wurde beobachtet, dass AITD-Patienten niedrige
D3-Werte haben. Darüber hinaus können niedrige
Vitamin-D-Werte zu einer erhöhten Gefahr von
Morbus Basedow führen.

- **Kognitive Störungen**

Vitamin D spielt eine wichtige Rolle bei der
Entwicklung des Gehirns und fördert ein gesundes
Nervensystem. Mangel an Vitamin D ist auch mit
Alzheimer, Parkinson, Angststörungen,
Schizophrenie, Depressionen und Demenz
assoziiert.

---

[5] https://www.ncbi.nlm.nih.gov/pmc/articles/PMC3539179/

- **Herz-Kreislauf-Erkrankungen**

Es wird berichtet, dass Vitamin-D-Mangel die periphere arterielle Verschlusskrankheit, einen hohen Blutdruck, die koronare Herzkrankheit, Hyperlipidämie, Herzinfarkte und Herzversagen verursacht.

- **Infektionen**

Der Mangel an Vitamin D im Blut Infektionen der oberen Atemwege verstärken. Darüber hinaus spielt Vitamin D eine entscheidende Rolle, um das Risiko von Infektionen wie Bakteriämie, Lungenentzündung und Infektionen der Harnwege zu minimieren.

- **Adipositas**

Eine Untersuchung [6]in dieser Hinsicht zeigt, dass bei übergewichtigen und adipösen Menschen auch ein Vitamin D-Mangel gefunden wurde. Dies deutet darauf hin, dass Vitamin-D-Supplementierung bei der Gewichtsabnahme helfen kann.

---

[6] https://www.clinicaladvisor.com/web-exclusives/vitamin-d-weight-loss-obese-overweight-deficiency/article/413772/

- **Skelettkrankheit**

Vitamin D ist verantwortlich für die Aufnahme von 30 % bis 40 % von Kalzium in der Nahrung. In Abwesenheit dieses Vitamins kann unser Körper nicht mehr als 10 % -15 % Kalzium aufnehmen. Abgesehen davon erleichtert Vitamin D die Aufnahme von Kalzium im Darm. Dies ermöglicht den Beginn der Knochenmineralisierung. Schauen Sie sich dazu diese Studie[7] an.

2.8 Empfohlene Methoden zur Behandlung von Vitamin-D3-Mangel

Sobald der Mangel an D3 diagnostiziert wird, haben Sie folgende Möglichkeiten, den täglichen Bedarf zu erreichen.

1. Setzen Sie Ihren Körper 10 bis 20 Minuten lang der Mittagssonne aus

2. Führen Sie Vitamin-D-angereicherte Lebensmittel wie Quark, Milch, Pilze, Getreide und Orangensaft in Ihre Ernährung ein

---

[7] https://www.ncbi.nlm.nih.gov/pmc/articles/PMC3356951/

3. Nehmen Sie Vitamin D3
    Nahrungsergänzungsmittel, die Sie in jeder
    Apotheke finden können

2.9 Behandlung von D3-Mangel mit Nahrungsergänzungsmitteln

Die zwei effektivsten Methoden, um den erforderlichen Vitamin-D-Wert zu erhalten, sind die Exposition der Haut gegenüber Sonnenlicht und die Einnahme von Nahrungsergänzungsmitteln, die mit Vitamin D angereichert sind.

Es ist jedoch für die meisten von uns nicht möglich, sich auf konsistente Weise dem Sonnenlicht auszusetzen. Unser Lebensstil verhindert, dass wir genügend Zeit in der Sonne verbringen, was die Hauptursache für Vitamin-D-Mangel ist. Unter diesen Umständen können Nahrungsergänzungsmittel uns helfen, das Vitamin-D-Reservoire auf ein angemessenes Level aufzustocken.

Vorteile der Einnahme von D3 Nahrungsergänzungs-mitteln

Es gibt zahlreiche gesundheitliche Vorteile von Vitamin-D-Nahrungsergänzungsmitteln. Hier folgen einige weitere, die bis jetzt noch nicht erwähnt wurden:

- Vitamin-D-Präparate gewährleisten die Regulierung des Zellwachstums, der Immunfunktion und der Knochengesundheit

- D3 kann zur Minimierung von Schmerzen und Depressionen bei Patienten mit Typ-2-Diabetes beitragen

- D3 kann das Risiko einer kognitiven Beeinträchtigung für Menschen mit Parkinson reduzieren

Wer sollte D3 Ergänzungen in Betracht ziehen?

Personen, die in eine der folgenden Kategorien fallen, sollten Vitamin-D-Ergänzungsmittel in Betracht ziehen oder weiterverwenden und zudem ihre D3-Werte regelmäßig überprüfen lassen.

- Alte Menschen, die zu Hause sind
- Menschen, denen über lange Zeit Steroide verabreicht wurden
- Patienten mit Nierenerkrankungen

- Frauen in der Menopause
- Menschen, die mit Fettleibigkeit zu tun haben
- Schwangere oder stillende Frauen (Ihr Arzt gibt Ihnen wahrscheinlich schon Ergänzungen)
- Menschen, die an einer Nebenschilddrüsenerkrankung leiden

2.10 Der Zusammenhang zwischen Vitamin D und Kalzium

Vitamin D und Kalzium arbeiten eng zusammen und bieten unseren Knochen die nötige Stärke und den nötigen Schutz. Frauen sollten nach Erreichen der Menopause in Erwägung ziehen, Kalzium und Vitamin-D-Präparate einzunehmen (wie diese Studie [8]bestätigt). Dies kann helfen, das Risiko von Osteoporose, Gelenkschwellung und Gelenkschmerzen im Alter zu minimieren.

---

[8] https://www.ncbi.nlm.nih.gov/pmc/articles/PMC3860096/

2.11 Einige der am weitesten fortgeschrittenen und effektiven Vitamin D3-Präparate

In den letzten Jahren hat Vitamin D vernünftigerweise den Ruf eines „Wunder" -Vitamins oder „Superhormons" gewonnen. Von D3 wird gesagt, dass es effektiv mit verschiedenen Krankheiten einschließlich Herzinfarkt, Krebs, Alzheimer und anderen katastrophalen Beschwerden fertig wird. Im Folgenden werden drei mögliche Vitamin-D-Präparate, welche Momentan auf dem Markt erhältlich sind, besprochen. Sie gelten als zuverlässige Quellen, um dem Mangel an Vitamin D entgegenzuwirken. Natürlich sind noch viele weitere Produkte erhältlich und es würde sicherlich nicht schaden, sich durch einen Mitarbeiter im Drogeriegeschäft oder durch einen Arzt beraten zu lassen.

1. **Vmultigreen Vitamin D 5000 IU**

Vmultigreen stellt Vitamin D 5000 IU Präparate her. Vmultigreen ist eine renommierte Marke in ihrem Bereich. Dieses Ergänzungsmittel ist für seine Wirksamkeit als zuverlässigste Quelle von Vitamin D3 bekannt. Vitamin D3 5000 ist die ideale Wahl, wenn Sie unter den folgenden Symptomen von Vitamin D3-Mangel leiden.

- Hypertonie (hoher Blutdruck)
- Mangel an Energie, Schwäche und Müdigkeit
- Schlafstörungen oder Schwierigkeiten zu haben, wach zu bleiben
- Schwache Muskeln und Knochen
- Schwaches Immunsystem
- Häufig an Karies erkrankt

Warum Sie Vmultigreen Vitamin D 5000 IU wählen könnten

- Es wird aus natürlichen Produkten ohne Zugabe von künstlichen Farben, Aromen oder Süßstoffen hergestellt
- Es ist ein natriumfreies Vitamin D3-Präparat
- Es enthält keinen Zucker, Gluten, Laktose, Fisch, Weizen, Hefe, Stärke, Milch oder zusätzliche Konservierungsstoffe
- Frische und Qualität ist gewährleistet
- 100 % Geld-zurück-Garantie

Beachten Sie, dass dies eine hohe Menge an täglichem Vitamin D3 ist und daher sollten Sie diese Ergänzung nur einnehmen, wenn Ihr Arzt zuvor einen Mangel an D3 in Ihrem Blut festgestellt hat.

2. Nordic Naturals Vitamin D3

Abgesehen von getrockneten Fischölprodukten hat Nordic Naturals auch eine Vitamin D Ergänzung eingeführt. Nordic Naturals D3 ist eine ideale Vitamin-D-Quelle, die mit jeder Dosis 5000 IU Vitamin D3 bietet. Das Vitamin D3 ist für zusätzliche Herz-Vorteile in Omega-9-Fett und kaltgepresstem Olivenöl gelöst. Dieses Ergänzungsmittel ist stark in der Bekämpfung eines Vitamin-D3-Mangels und bald wird der Körper einen adäquaten D3 Wert erhalten.

Warum sollten Sie sich für Nordic Naturals D3 Supplements entscheiden?

- Vitamin D3 ist in der reinsten Form verfügbar, um die Gesamteffektivität dieser Ergänzung zu gewährleisten
- Hergestellt aus natürlichen Zutaten
- Keine künstlichen Aromen, sondern mit exotischem Orangenextrakt aromatisiert
- Getestet für höchste Ansprüche an Qualität und Quantität
- Kein künstliches Konservierungsmittel (mit Rosmarinextrakt konserviert)

3. Do Vitamines DailyD D3

Im Allgemeinen scheint es schwierig zu sein, Vitamin D3 aus nicht-tierischen Quellen zu extrahieren. Deshalb verwenden die meisten Ergänzungsmittel Schafwolle, wenn sie natürliches D3 extrahieren. Dieses Vitamin wird leider von Pflanzen nicht in

ausreichender Quantität und Qualität produziert, aber
es gibt ein paar Ausnahmen, einschließlich Pilze und
Flechten. Diese Pflanzen sind dafür bekannt, D3 auf
ähnliche Weise zu synthetisieren wie unsere Körper es
macht, wenn er dem Sonnenlicht ausgesetzt ist.

Für die meisten Veganer ist Do Vitamins DailyD D3
daher die beste Wahl, da es Flechten verwendet, um
natürliches Vitamin D3 zu gewinnen. Do Vitamins D3
ist eine Ergänzung, die 2500 IU D3 pro Dosis anbietet.

**Warum sollten Sie mit Do Vitamin DailyD D3
ergänzen?**

-   Diese Ergänzung bietet D3, das aus
    Pflanzenquellen stammt
-   Kapseln werden mit Pflanzencellulose
    hergestellt
-   trägt die "Tested for Sport" -Zertifizierung
-   Keine zusätzlichen Aromen oder Farbstoffe
-   Konserviert mit natürlichen Zutaten
-   Enthält D3 in seiner reinen Form
-   Wirksam bei verschiedenen Krankheiten, die
    durch Vitamin-D-Mangel verursacht werden

2.12 Vitamin D Vergiftung

Obwohl es sehr sicher ist, Vitamin-D-Supplemente einzunehmen, da unser Vitamin-D-Spiegel ohnehin viel zu niedrig ist, haben Sie vielleicht schon von Vitamin-D-Toxizität gehört. Dies ist ein Begriff, der mit der Überdosis von Vitamin D assoziiert ist. In dieses Buch habe ich nur ein kleines Kapitel über die Vitamin-D-Toxizität aufgenommen, um Ihnen zu zeigen, wie lächerlich es wäre, eine solche Folge zu fürchten. Um eine Vergiftung zu erreichen, müssen Sie täglich 40x die Menge an Vitamin D3 einnehmen, die empfohlen ist und dies über einen Zeitraum von mehreren Wochen. Wenn dies passiert, hat die Person oder der Arzt der Person einen schwerwiegenden Fehler begangen. Vitamin-D-Toxizität ist nicht einfach zu erreichen.
Die U.S. National Library of Medicine gibt folgende Höchstwerte, die als sicher anerkannt werden:

- Kleinkinder: 1.000 bis 1.500 IU pro Tag
- Kinder bis 8 Jahre: 2,00 bis 3000 IU pro Tag
- Erwachsene: 4.000 IU pro Tag

Indem Sie diese sichere obere Grenze im Kopf behalten, können Sie den maximalen Nutzen von der Vitamin-D-Ergänzung erhalten. Die meisten Vitamin D3 Ergänzungen in der Drogerie werden unterhalb dieser oberen Empfehlungsgrenze sein. Die IU-Zahl steht immer auf der Packung.

3 Wie es dazu kam, dass ich Nahrungs-ergänzungsmittel für Vitamin D3 und B12 nehme

Ich wurde mit dem Wert großgezogen, dass unsere Körper zum größten Teil stark genug sind sich selbst gegen schlechte Keime zu wehren. Wenn ich als Kind Bauchschmerzen hatte, machte mir meine Mutter einen Fencheltee, und wenn ich Halsschmerzen hatte, gurgelte ich mit Salzwasser oder erhielt einen Salbeibonbon, bis es mir besser ging. Meine Eltern haben mir beigebracht, dass die meisten Krankheiten nicht so schlimm sind und unser Körper auch ohne fremde Hilfe mit den Krankheiten fertig werden kann. Es musste wirklich schlimm sein, bis ich schließlich ein Aspirin oder ein anderes Medikament bekam. Bis wir schließlich zum Arzt gingen, musste die Krankheit mich ans Bett fesseln und bereits mehrere Tage andauern. Ich empfand meine Eltern deswegen nie als Rabeneltern, schließlich hatten sie ja recht und mir ging es so oder so nachher immer wieder gut. Im Laufe der Jahre habe ich diesen Wert übernommen, weil ich gesehen habe, dass ich tatsächlich fast nie einen Arzt brauchte und auch nicht unter Nebenwirkungen der Medikamente leiden musste. Außerdem habe ich gelesen, dass manche Menschen immun gegen Antibiotika sind, weil sie schon zu viel genommen haben. Wie froh war ich in den drei Fällen, als ich Antibiotika brauchte, dass es sofort funktionierte. Das erste Mal war, als ich als Kind eine schlimme Ohrinfektion hatte. Das zweite Mal, als ich am Ende meiner Teenagerzeit einen Virus hatte und das dritte Mal hatte sich eine Wunde an meinem Fuß stark entzündet, als ich in Malaysia am Reisen war. Dies hätte mit einem amputierten Bein enden können, wenn die Antibiotika nicht so schnell gewirkt hätten. Daher bin ich dankbar für Medikamente und Ärzte, und dass ich darauf Zugriff habe, wenn ich sie wirklich brauche.

Aber warum sollte ich etwas einnehmen, wenn ich im Moment keinen wirklichen Schmerz empfinde? Dieser Gedanke hielt mich lange Zeit davon ab, Nahrungsergänzungsmittel einzunehmen.

Ich versuche, eine gesunde und ausgewogene Ernährung aufrechtzuerhalten. Mein Großvater war Gärtner und durch ihn dachte ich noch mehr, dass, wenn ich genug Gemüse und Obst essen würde, mein Körper alles haben würde, was er braucht. Aber offensichtlich nicht. Denn warum sollte ich mit 18 Mononukleose bekommen, wenn das eine Krankheit ist, die in fast jedem schlummert, aber die meisten Leute bemerken es nur als eine kleine Erkältung. Ich dagegen fühlte mich monatelang erschöpft und konnte dann drei Wochen mit den schlimmsten Schmerzen, die ich je hatte, mein Bett nicht verlassen.

Offensichtlich fehlte meinem Körper etwas, was anderen nicht fehlten.

Dank der Mononukleose hat mein Arzt herausgefunden, dass meine Nebenniere Schwierigkeiten hat, Vitamin B12 aufzunehmen, was mit der Tatsache zusammenhängen könnte, dass ich mich oft müde und schwindlig fühlte. Aber ich wollte nicht alle drei Monate einen Arzt aufsuchen, um eine B12-Spritze zu erhalten oder noch weniger, jeden Tag eine Pille einzunehmen. Schließlich war ich nicht todkrank. Mir war nur ab und zu ein bisschen schwindlig. Also habe ich versucht, meinen Vitamin-B12-Spiegel zu erhöhen, indem ich mehr rotes Fleisch und die anderen Lebensmittel, die B12 enthalten, gegessen habe. Als es mit dem Schwindel schlimmer wurde, ging ich noch einmal zum Arzt, um meinem Vitaminspiegel zu messen. Leider hat das Essen die Werte nicht verändert. Außerdem glaubte ich irgendwie nicht, dass ein einziges Vitamin so drastische Einflüsse auf mich haben könnte. Aber okay, ich begann trotzdem die Behandlung mit einer Vitamin-B12-Spritze und besuchte alle drei Monate den Arzt. Und siehe da; mein Energielevel wurde erhöht und der Schwindel trat nur sehr selten auf. Das war ein Wendepunkt in meinem medizinischen Leben. Ich begann in meiner Freizeit viele Artikel und Bücher über Vitamin B12 zu lesen und hörte Podcasts oder besuchte Konferenzen und Vorträge. Bald erweiterte ich mein Interessensgebiet auf Vitamin D3, da diese beiden Vitamine diejenigen zu sein scheinen, die am meisten fehlen und die schlimmsten Konsequenzen haben, wenn wir sie nicht behandeln.

Aber so interessant wie das ganze Thema auch war, hörte ich auf, die Vitamin B12-Spritze zu machen, sobald es mir besser ging. Ich wollte nicht alle drei Monate zum Arzt und warum sollte ich etwas nehmen, wenn es mir ja wieder gut ging?

Dann kam das zweite entscheidende Ereignis in meinem Leben, das meine Meinung über die Nahrungsergänzung zum Besseren änderte. Mein Großvater starb im Alter von 68 Jahren an Krebs. Derselbe Großvater, der so gesund gegessen hat und so viel bei seiner Arbeit als Gärtner draußen war. Er, von allen, hätte am gesündesten sein sollen. Aber die traurige Wahrheit ist, dass wir mit unseren modernen Lebensstilen und der Art und Weise, wie die meisten Lebensmittel, die wir kaufen, gepflanzt und geerntet wurden, nicht genug Vitamine aufnehmen können, verglichen mit dem Leben, das Menschen vor 200 Jahren führten. Ich erkannte, dass, selbst wenn ich Ergänzungen oder Vitamin-Spritzen nehmen würde, sobald ich das Gefühl hatte, dass etwas nicht stimmte, es wahrscheinlich schon zu spät sein würde. Es ist absolut notwendig, dass ich diese Vitamine präventiv nehme und dass mein Körper niemals in eine Situation kommt, in der er eine tödliche Krankheit wieder abwehren muss. Auch wenn ich mich jetzt gesund fühle, arbeitet mein Körper trotzdem die ganze Zeit im Hintergrund und es könnte jahrelang etwas fehlen, was er braucht, bis ich schließlich die Konsequenzen spüre. Dann würde es jedoch nicht mehr so einfach sein, dieses Defizit wieder aufzustocken. Ich wollte dieses Risiko nicht mehr eingehen, solange ich die Kraft habe, meine Gesundheit mit solch einfachen Verbesserungen zu unterstützen.

Seitdem nehme ich regelmäßig Vitamin B12 und D3 (in einer Mischung mit einigen anderen Vitaminen). Nicht nur der Schwindel und die Herzrhythmusstörungen sind vorbei, sondern ich sehe auch positiver auf meine Zukunft, denn ich unterstütze meinen Körper aktiv bei der Vermeidung von häufigen Krankheiten, die andere Menschen als "Pech" empfinden, wenn sie sie bekommen.

Ich werde Ihnen in *Kapitel 7* mehr über die Ergänzungsmittel erzählen, die ich nehme. Zuerst möchte ich Ihnen jedoch etwas über das erzählen, was ich in meiner Forschung über Vitamin B12 herausgefunden habe und was es für Sie tun kann, wenn Ihr Körper genug davon hat.

4 Kurze Einführung zu Vitamin B12

Vitamin B12 ist in vielerlei Hinsicht essenziell für unseren Körper, einschließlich der Produktion von DNA und roten Blutkörperchen. Unser Körper kann dieses Vitamin nicht selbst produzieren. Daher sind B12-reiche Lebensmittel und Nahrungsergänzungsmittel die empfohlenen Quellen, um den Spiegel zu erhöhen. Sie sollten in Betracht ziehen, den B12-Wert optimal in Balance zu halten, da unser Körper dieses Vitamin über einen längeren Zeitraum nicht speichern kann.
Was die tägliche Einnahme dieses Vitamins betrifft, hängt dies hauptsächlich von den Faktoren wie Alter, medizinischen Bedingungen, Essgewohnheiten und der Einnahme von Medikamenten ab. Wenn eine Person älter wird, wird es für sie noch schwieriger, dieses Vitamin aus der Nahrung aufzunehmen.

4.1 Warum wir Vitamin B12 brauchen

Vitamin B12 wird von unserem Körper benötigt, um folgende Funktionen zu erfüllen:

- um die Gesundheit der Nervenzellen zu erhalten
- es unterstützt den Körper dabei, Energie zu produzieren

- es unterstützt die Produktion von genetischem Material unseres Körpers
- es hilft, rote Blutkörperchen mit Folsäure zu produzieren
- es verhindert Anämie
- es hält den Homocystein-Spiegel aufrecht und beugt Herzproblemen vor

4.1 Vorteile der Aufrechterhaltung eines angemessenen Vitamin B12-Niveaus

Es ist eine bekannte Tatsache, dass ein Vitamin-B12-Mangel negative Auswirkungen auf unsere Gesundheit hat, aber wenn wir die erforderlichen Mengen dieses Vitamins beibehalten, wäre es möglich, uns vor den meisten Krankheiten zu schützen, die mit B12-Mangel verbunden sind.

- **Vitamin B12 hat die Rolle eines Schmerzmittels**

Methylcobalamin, eine Form von Vitamin B12, kann Symptome wie Parästhesien (ein Gefühl von Kribbeln oder Stechen des Beins) und spontane Schmerzen in den Beinen minimieren.

Die Cobalamin-Spritze (Intramuskulär) kann Rückenschmerzen bei Menschen ohne Mangelernährung lindern.

- Methylcobalamin ist in der Lage, Schmerzen bei diabetischer Neuropathie zu verringern, und zudem Rückenschmerzen und Neuralgien zu minimieren
- Cobalamin bietet Schutz und Linderung bei Schmerzen von Mundgeschwüren
- Methylcobalamin hilft, neuropathische Schmerzen zu reduzieren

- **Vitamin B12 ist gut für die Entwicklung des Gehirns und die Nerven**

Methylcobalamin ist die effektive und ideale Form von Vitamin B12, die den neuronalen Verbindungen in ihrem Wachstum hilft. Cobalamin kann eine wichtige Rolle in der Prävention von Gehirnstörungen und vaskulärer Demenz oder Alzheimer bei alten Menschen spielen.

Die Ergänzung von Cobalamin kann bei der neuronalen Regeneration oder der Produktion von Nervenzellen nützlich sein. B12 verstärkt oder fördert die neuronale Reparatur und Reproduktion von Axonen.

Darüber hinaus stärkt Vitamin B12 Ihre Nerven. Wenn Sie eine nervöse Person sind, die sich schnell in etwas hineinsteigert, verärgert oder verängstigt ist, könnte ein Mangel an B12 die Ursache sein. Vitamin B12-Ergänzung kann daher eine große Erleichterung sein, da eine nervöse oder ängstliche Person plötzlich viel ruhiger sein kann.

- **Vitamin B12 und Schlafmuster**

Wenn eine Cobalamin-Behandlung durchgeführt wird, kann es Schlaf- oder Wach-Rhythmusstörungen heilen.

- **Vitamin B12 reduziert Depressionen**

Laut einer Studie [9] über Patienten mit Depressionen zeigte sich, dass bei allen die B12-Spiegel niedrig waren. Cobalamin-Supplementierung kontrollierte die depressiven Symptome nach Verabreichung innerhalb nur wenigen Monaten und die Patienten fühlten sich ausgeglichener.

- **Entzündungshemmende Vorteile von Vitamin B12**

---

[9] http://lpi.oregonstate.edu/mic/vitamins/vitamin-B12

Methyl-B12 unterdrückt die Zytokinproduktion von T-Lymphozyten in den Zellen und es wird erwartet, dass es dasselbe tut, bei Patienten, die an rheumatoider Arthritis leiden.

- **Vitamin B12 und Ihre Haut**

Dieses Vitamin hat die Fähigkeit, Ihre Haut angenehmer und jugendlicher zu machen. Das topische Cobalamin ist die neueste therapeutische Massnahme, die sich bei atopischer Dermatitis als wirksam erweisen hat.

- **B12 hilft bei Herzfunktionsstörungen**

Wenn Sie an Herzrhythmusstörungen leiden, kann es sehr gut sein, dass Sie nicht genug Vitamin B12 in Ihrem Blut haben.

4.2 Was sind die Hauptursachen für Vitamin B12-Mangel?

Genau wie jedes andere Vitamin wird ein Großteil von B12 durch verschiedene Nahrungsmittel aufgenommen. Die grundlegenden Quellen sind die tierischen Lebensmittel und wir müssen uns auf sie verlassen, um ein angemessenes Niveau von B12 aufrechtzuerhalten. Nachfolgend sind die Hauptgründe für einen B12-Mangel aufgeführt. Wenn Sie diesen Hauptgründen entgegenwirken, können Sie Probleme durch Vitamin-B-Mangel verhindern.

a) Geringe Aufnahme über die Ernährung

Einer der häufigsten Gründe oder Ursachen für Vitamin B12-Mangel ist die Nichtverfügbarkeit von Vitamin B12 in Lebensmitteln. Leider ist Vitamin B12 ein essenzieller Nährstoff, aber es wird hauptsächlich in tierischen Produkten wie rotem Fleisch (Rindfleisch), Hühnerfleisch und Milch gefunden. Dies ist der Grund, warum Veganer so anfällig für Vitamin-B12-Mangel sind.

Daher wäre es angemessen und ratsam, falls Sie sich vegetarisch ernähren, B12 Ergänzungen zu sich zu nehmen. Keine natürliche Nahrungsquelle bietet genug Vitamin B12, nicht einmal Nüsse oder Wurzeln. Die höchste, aber immer noch zu geringe Menge an B12 wird in der Chlorella-Alge gefunden. Daher ist es einfacher und besser für die Umwelt, wenn jeder versuchen würde, seine B12-Bedürfnisse mit Ergänzungen abzudecken.

b) Die Unfähigkeit unseres Körpers, B12 zu absorbieren

Abgesehen von der geringen Anzahl von B12 in Nahrungsquellen, verursacht die Unfähigkeit unseres Körpers, B12 zu absorbieren, ein weiteres, großes Problem.

Die Vitamin B12-Absorption findet im Dünndarm statt. Es erfordert jedoch eine Art Vorbehandlung im Magen, um diesen Prozess abzuschließen und die Absorption zu maximieren.

Es gibt bestimmte Bedingungen, bei denen der Magen oder Dünndarm nicht richtig funktioniert, wenn es um die Absorption von B12 geht. Der "intrinsische Faktor" zum Beispiel ist eine Art von Protein, das im Magen produziert wird. Es spielt eine wichtige Rolle bei der Maximierung der Absorption von B12 durch den Dünndarm. Wenn der Magen nicht genug intrinsischen Faktor produziert, wird es letztlich B12-Mangel verursachen.

c) Medizinische Zustände oder Krankheiten

Einige der medizinischen Zustände wie Zöliakie, Morbus Crohn, bakterielles Wachstum oder Magenoperation können die Absorption von Vitamin B12 im Dünndarm beeinflussen. Eine

Magenentzündung, Magenbypass-Operation oder eine Autoimmunkrankheit sind verschiedenen Situationen, die das korrekte Funktionieren des intrinsischen Faktors stören. Dies erschwert es dem Dünndarm, die maximale Menge an Vitamin B12 aus der Nahrung aufzunehmen.

d) Übermäßiger Alkoholkonsum

Wenn Alkohol in einer großen Menge konsumiert wird, kann dies zu Veränderungen in den Magenwänden führen. Dies stoppt möglicherweise die Produktion des intrinsischen Faktors in hohem Maße. Damit kann auch ein übermäßiger Alkoholkonsum als Ursache für den B12-Mangel dienen.

e) Perniziöse Anämie

Perniziöse Anämie ist eine Art von Autoimmunkrankheit, die den intrinsischen Faktor eliminiert oder reduziert. Dies führt zu einem Mangel an B12 aufgrund der geringeren oder fehlenden Absorption dieses Vitamins aus der Nahrung. Die wichtigste Sache, die man dabei beachten muss, ist, dass diese Art von B12-Mangel nicht mit den oralen B12-Ergänzungsmitteln behandelt werden kann. Zu diesem Zweck müssen Sie die Behandlung mit Vitamin

B12-Spritzen beginnen. Im Folgenden sind die häufigsten Symptome der perniziösen Anämie.

- Energiemangel
- Ermüdung
- Depression
- Klingeln in den Ohren
- Kopfschmerzen
- Schwindel
- Schneller Herzschlag

f) Längerer Einsatz von Antibiotika

Medikamente stören leider den Prozess der Vitamin B12-Absorption. Die am häufigsten gemeldeten und gebräuchlichen Medikamente, von denen bekannt ist, dass sie den Vitamin B12-Spiegel senken, sind nachstehend beschrieben.

- Verschiedene Medikamente zur Behandlung von Sodbrennen
- Colchicin, ein Medikament zur Behandlung von Gicht
- Metformin, das Medikament, das häufig zur Behandlung von Diabetes eingesetzt wird
- Chloramphenicol, ein Antibiotikum, das zur Behandlung von Infektionen eingesetzt wird

4.3 Symptome von B12-Mangel

Was die Symptome des Vitamin-B12-Mangels angeht, ist der Mangel ohne Bluttest nicht einfach zu diagnostizieren. Dies ist so, da die Symptome dieser Art von Mangel ziemlich subtil sind. Meistens denkt man nicht sofort an einen Mangel an B12, wenn man ein physisches Problem hat. Es gibt jedoch verschiedene, allgemeine Anzeichen, die Hinweise auf einen B12-Mangel geben. Nachstehend sind einige der Symptome aufgeführt, die normalerweise bei B12-defizienten Personen beobachtet wurden.

- Blasse Hautfarbe
- Kurzatmigkeit
- sich am Morgen müde fühlen
- Muskelschwäche oder Müdigkeit
- schnelles Atmen und Herzschlag
- Schwindel am Nachmittag
- Magenstörung, Verstopfung oder Durchfall
- wunde Zunge
- Benommenheit, Gewichtsverlust, Schwäche
- leichtes Bluten oder Beulen, z.B. Zahnfleischbluten

Zusätzlich zu diesen gibt es einige andere Symptome, die mit einem ernsten Mangel an Vitamin B12 verbunden sind, einschließlich unsicherem Gehen, Nervenschmerzen (hauptsächlich in den Füßen oder Beinen) und Desorientierung.

4.4 Drastische Auswirkungen von Vitamin B12-Mangel auf unsere Gesundheit

Wenn ein Mangel an B12 unbeaufsichtigt bleibt, kann dies Auswirkungen auf das Funktionieren und die Struktur unserer Nervenzellen haben. Darüber hinaus kann dies zu folgenden psychischen und physischen Störungen führen:

- Taubheit oder Kribbeln von Zehen und Fingern
- Depression oder Stimmungsschwankungen
- Schwierigkeiten beim Gehen
- Desorientierung, Demenz oder Gedächtnisverlust

Wenn der Mangel an Vitamin B12 bei Säuglingen nicht behandelt wird, kann dies zu dauerhaften oder schweren Schädigungen des Nervensystems führen. Als vorbeugende Maßnahme muss die Mutter, die eine vegetarische Ernährung hat, den B12-Spiegel ihres Babys in regelmäßigen Abständen vom Arzt überprüfen lassen. Einige der anderen verheerenden Auswirkungen, die mit Vitamin B12-Mangel verbunden sind, werden nun erläutert:

- **Anämie**

Der Mangel an B12 ist eine der Hauptursachen für Anämie, die im Wesentlichen die Reduktion roter

Blutkörperchen im Blut ist. Dadurch wird der Körper geschwächt, es tritt verstärkt Ermüdung auf und in vielen Fällen wird eine Schlafstörung verschlimmert.

- **Chronische Krankheiten**

Unzureichende Vitamin-B12-Spiegel können die Ursache für die Entstehung verschiedener chronischer Krankheiten sein.

- **Herz-Kreislauf-Erkrankungen**

In diesem Bereich kann Vitamin B12-Mangel drastische Auswirkungen auf unsere Gesundheit haben. Die ausreichende Menge an Vitamin B12 ist essenziell für die Bereitstellung von Metaboliten im Blut, die von großer Bedeutung sind und gleichzeitig die Risiken von Herz-Kreislauf-Erkrankungen minimieren.

- **Periphere Neuropathie**

Es handelt sich um eine Erkrankung, die mit einer Nervenbeeinträchtigung in Zusammenhang steht. Dies deutet darauf hin, dass Nervenschäden mit dem Mangel an Myelin auftreten können. Myelin wirkt als Schutzfolie für die peripheren Nerven. Vitamin B12

dient als Co-Faktor während der Bildung von Myelin.
Daher verursacht Vitamin B12-Mangel eine
Behinderung der Bildung von Myelin. Der B12-Mangel
ist mit der Nervenschädigung verbunden und in
Verbindung mit der geringen Myelinproduktion stört
er das normale Funktionieren des Nervensystems.
Periphere Nerven steuern unser Gefühl und die
Bewegung unseres Körpers.

- **Demenz**

Diese Krankheit bezieht sich auf
Verhaltensänderungen und Gedächtnisverlust. Unter
verschiedenen Ursachen von Demenz kann auch ein
Mangel an Vitamin B12 eine Ursache sein.

- **Depression**

Dieser Zustand kann auch durch Vitamin-B12-Mangel
verursacht sein. Diese Krankheit kann, wenn sie von
Demenz oder Anämie begleitet wird, schwerwiegende
Auswirkungen auf die Gesundheit haben.

- **Schlaganfall**

Es handelt sich um eine spezifische Erkrankung, die
sich auf die Abnahme des Blutflusses zum Gehirn

bezieht. Dies führt zu einer körperlichen oder geistigen Lähmung. Ein Mangel an Vitamin B12 kann das Risiko eines Schlaganfalls bei jenen Personen erhöhen, die relativ jung sind und kein Risiko für eine solche Erkrankung haben.

- **Myelopathie**

Dies ist eine Krankheit, die die strukturelle Integrität des Rückenmarks beeinflusst. Ein Vitamin-B12-Mangel kann zu einer subakuten Rückenmarkskrankheit führen, die zu einer Degeneration des Rückenmarks führt. Diese Krankheit schwächt das schützende Myelin, das in einigen Bereichen des Rückenmarks lokalisiert ist und mit der Empfindung, Balance und Momentenkontrolle verbunden ist.

4.5 Wer ist anfällig für Vitamin B12-Mangel?

Normalerweise sind ältere Menschen anfälliger für chronischen B12-Mangel. Der Grund dafür ist die schlechte Verdauung aufgrund einer geringeren Menge an Salzsäure im Magen. Darüber hinaus ist das Risiko für B12-Mangel bei Frauen unabhängig von ihrem Alter höher. Ebenso sind Vegetarier und Veganer in der Regel von langsamem und fortschreitendem B12-Mangel bedroht.

Die Notwendigkeit von B12 für unseren Körper variiert in verschiedenen Phasen unseres Lebens. Es ist höher bei Kindern, junge Erwachsene haben eine stabile Menge an B12 und alte Menschen kämpfen, um eine angemessene Menge zu erhalten.

4.6 Wie man Vitamin B12 Mangel behandelt

Wenn Sie einen Grund zu der Annahme haben, dass Sie an einem B12-Mangel leiden, müssen Sie dies zunächst durch eine Blutprobe verifizieren. Dies wird Ihnen die genaue Höhe Ihres B12-Spiegels mitteilen, sodass Sie weitere Maßnahmen ergreifen können, um einen solchen Mangel zu beheben.

Wenn der B12-Spiegel in Ihrem Blut niedrig ist, ist die Einnahme von B12-Präparaten eine Möglichkeit. Methylcobalamin ist eine aktive Form von B12 und funktioniert gut, wenn Ihr intrinsischer Faktor normal ist.

Wenn Ihr B12-Spiegel jedoch sehr niedrig ist, würden Hydroxycobalamin- oder Methylcobalamin-Spritzen den Zweck erfüllen. Sie können einen Termin in Ihrer Arztpraxis dafür machen, aber die Spritzen sind auch für den Heimgebrauch verfügbar, falls Sie oder jemand in Ihrem Haushalt es sich zutraut, jemandem eine Spritze in den Hintern zu verabreichen. Man benötigt ungefähr alle drei Monate eine Spritze.

In Fällen, in denen Sie mit einem Mangel des intrinsischen Faktors konfrontiert sind, werden B12-Pflaster oder Spritzen als die wirksamste Methode zur Behandlung von B12-Mangel angesehen.

Vitamin B12-Präparate sind sicher anzuwenden, da sie selbst bei hoher Dosierung wenig oder gar keine toxischen Wirkungen haben. Um einen intrinsischen Faktor-Mangel zu beheben, können Sie auch tierischen Intrinsic-Factor und 5-Methyltetrahydrofolat verwenden.

Zusätzlich zu den oben genannten Behandlungen können Sie den B12-Mangel auch durch folgende Methoden verringern.

- Essen Sie Nahrungsmittel mit reichlich Vitamin B12 wie Hühnchen, Milch, Innereien, Eier, Fisch, Schalentiere usw.
- Um die erforderlichen Hämoglobinspiegel aufrechtzuerhalten, können Sie auch hochwirksame und empfohlene B12-Präparate oder Spritzen aus natürlichen Inhaltsstoffen einnehmen. Fragen Sie Ihren Arzt nach weiteren Informationen.

Wenn Sie eine perniziöse Anämie oder andere Formen eines schweren Vitamin B12-Mangels vermuten, suchen Sie Ihren Arzt für eine umfassende Beurteilung und Behandlung auf.

4.7 Empfohlene Tagesdosis

Die empfohlene Dosierung zur Wiederherstellung eines angemessenen B12-Spiegels durch Nahrungseinnahme ist in der folgenden Tabelle aufgeführt.

Alter	Mann	Frau
0–6 Monate	0.4 mcg	0.4 mcg
7- 12 Monate	0.5 mcg	0.5 mcg
1-3 Jahre	0.9 mcg	0.9 mcg
4-8 Jahre	1.2 mcg	1.2 mcg
9-13 Jahre	1.8mcg	1.8mcg
14+ Jahre	2.4mcg	2.4mcg

Die hier zur Verfügung gestellten Informationen[10] sollen nur das authentische Wissen über die richtige Dosierung von B12-Präparaten vermitteln. Wenden Sie sich deshalb bitte an Ihren Arzt, um weitere Informationen zur genauen und effektiven Dosierung zu erhalten.

---

[10] https://ods.od.nih.gov/factsheets/VitaminB12-HealthProfessional/

4.8 Einige der effektivsten und zuverlässigsten Vitamin B12-Ergänzungen

Wenn Sie einen Mangel an B12 haben, kann Ihnen die Einnahme von Nahrungsergänzungsmitteln helfen, die verheerenden Folgen dieses Mangels zu minimieren. Allerdings sollten Sie, bevor Sie mit der Einnahme von B12 Ergänzungen, die auf dem Markt erhältlich sind, beginnen, versuchen, deren Quelle, Reinheit und Wirksamkeit herauszufinden. Folgende Merkmale sollten in Ergänzungen gefunden werden, um ihre Wirksamkeit zu erhöhen:

- Es sollte die aktive Form von Vitamin B12 zur Verfügung stellen, das vom Körper leicht absorbiert wird.
- Eine bioaktive Art von B12 wird bevorzugt.
- Es sollte keine Konservierungsstoffe, Verdünnungsmittel, Schmiermittel oder Magnesiumstearat beinhalten.
- Es sollte die Nervenfunktion, den Schlaf und die kardiovaskuläre Gesundheit unterstützen.
- Es sollte ohne Fließmittel, die die Bioverfügbarkeit hemmen, hergestellt werden

Im Folgenden sind einige der effektivsten B12-Quellen, die für die Bereitstellung der ausreichenden Menge an Vitamin B12 bekannt sind.

a. Methylcobalamin

Es ist eine aktive Form von Vitamin B12, das eine ideale Quelle für das Recycling des Homocysteins ist. Darüber hinaus spielt es auch eine wichtige Rolle bei der Bereitstellung von Methyl-Donoren, die während der Blutzellenbildung, Nervenfunktion, Schlaf und Herz-Kreislauf-Funktion helfen. Cyanocobalamin wird üblicherweise bei der Herstellung von Vitamin B12-Präparaten verwendet. Trotzdem muss die Leber das Cyanidmolekül entgiften und dann eine Methylgruppe anheften, um das Methylcobalamin herzustellen. Da Methylcobalamin biologisch aktiv ist, kann es vom Körper effizient genutzt werden.

b. Hydroxocobalamin

Diese Form von Vitamin B12 ist einzigartig und ihre Umwandlung in eine Coenzymform ist ziemlich schnell. Dies macht es zu einem perfekten Breitspektrum-Vitamin-B12-Typ.

c. Adenosylcobalamin

Es ist eine Art Vitamin B12 Coenzym, das auch als Dibencozid bekannt ist. Dieses Coenzym ist in einer leicht aktiven Form, die von den Mitochondrien genutzt wird, um die benötigte Energiemenge für unseren Körper zu produzieren.

Nachdem nun verschiedene synthetische Quellen von Vitamin B12 erwähnt wurden, lassen Sie uns nun über einige der effektivsten und zuverlässigsten B12-Präparate auf dem Markt sprechen.

1) TwinLab B12 Dots

Wenn Sie Schwierigkeiten beim Schlucken von Pillen haben, sind TwinLab B12 Dots die einfachste Option für Sie, um einen ausreichenden B12-Spiegel in Ihrem Körper aufrechtzuerhalten. Diese Ergänzung dient dem Zweck, wenn Sie nach einer schnellen Wirkung der B12-Dosierung suchen.
Jeder dieser 500 Mcg-Bällchen löst sich schnell auf, indem er unter die Zunge gelegt wird. Dies ist großartig, da es das B12 direkt durch die Schleimhäute in Ihren Blutkreislauf einführt. Dieses Präparat hat zudem bei einer unabhängigen und analytischen Prüfung auf Dosierung und Reinheit eine relativ hohe Punktzahl erreicht. Somit sollte sichergestellt sein, dass jeder Drop auch die Menge an B12 erhält, die er verspricht.

2) Nature Made B12

Jede Portion dieser Ergänzung bietet 1000 Mcg Vitamin B12. Es ist eine Kapsel, die das B12 langsam freisetzt und ist speziell für optimale Ergebnisse formuliert. Es besitzt das Zertifikat von einem unabhängigen Labortest-Service, der seine Reinheit und Dosierung überprüft. Kurz gesagt, Nature Made hat erfolgreich eine effektive und unkomplizierte B12-Ergänzung hergestellt.

3) VeganSafe B12

Wenn Sie ein hochdosiertes B12-Präparat benötigen, kann sich VeganSafe B12 als die beste Wahl erweisen. Es ist frei von irgendwelchen fremden oder synthetischen Bestandteilen. Jede Portion besteht aus 2500 mcg Vitamin B12.

4.9 Nebenwirkungen von B12 Ergänzungen

In der Tat wurden keine Nebenwirkungen während der kurzfristigen Verwendung von Vitamin B12 beobachtet. Darüber hinaus wurden selbst nachdem sehr hohe Dosen über kurze Zeit verwendet wurden, keine Nebenwirkungen beobachtet. Nichtsdestoweniger scheint die Anwendung hoher Dosen über einen längeren Zeitraum sich in Form eines erhöhten Lungenkrebsrisikos bei Männern negativ auszuwirken. Insbesondere Männer, die süchtig nach Rauchen sind, sollten es vermeiden, eine hohe Dosis an B12-Präparaten einzunehmen, da Rauchen selbst ein großes Risiko in Bezug auf Lungenkrebs darstellt.

Für alle anderen, denen B12 fehlt, sollte die Einnahme von B12-Präparaten die Gesundheit erheblich verbessern und es müssen sich keine Sorgen wegen einer Überdosierung gemacht werden. Bei Unsicherheiten könnten Sie nichtsdestotrotz Ihren Arzt konsultieren. Was mir das Stichwort für die nächste Überschrift liefert.

5 Warum fördern Ärzte D3 und B12 Ergänzungsmittel nicht, wenn sie so wichtig für den Körper sind?

Von dem, was Sie bisher wussten, und wahrscheinlich auch einer der Gründe, warum Sie dieses Buch gekauft haben, ist, dass Sie wissen, dass B12 und D3 wichtig sind. Also, warum unterstützen Ärzte diese These nicht offener? Im Folgenden habe ich einige Gründe aufgeführt, die ich in Gesprächen mit anderen Personen gesammelt habe. Vielleicht können Sie sogar Ihre eigene Theorie hinzufügen.

- Ärzte glauben, dass eine ausgewogene Ernährung die meisten essenziellen Vitamine und Mineralstoffe einschließlich D3 und B12 liefert; daher besteht keine Notwendigkeit für eine Ergänzung
- Obst und Gemüse liefern uns auch Wasser, Ballaststoffe und verschiedene Antioxidantien, die unser Immunsystem stärken. Dies fehlt den Ergänzungsmitteln und deswegen wird ihr Ruf verringert

- Im Allgemeinen werden die Ergänzungsmittel nicht durch wissenschaftlichen Studien auf ihre Wirksamkeit und Authentizität geprüft

- Kein Rezept ist notwendig, um ein Ergänzungsmittel zu kaufen. Dies lässt sie schwach wirken im Vergleich zu Medizin, die der Arzt verschreibt. Wahrscheinlich sind Ärzte nicht generell gegen Ergänzungen, aber sie haben Bedenken über die falsche Verwendung von Ergänzungen. Die renommierten Nahrungsergänzungsmittelhersteller versuchen jedoch, die Qualität, Sicherheit und Reinheit ihrer Produkte zu erhalten. Dies wird ihnen helfen, in den kommenden Jahren Teil der Schulmedizin zu werden. Es kann noch lange dauern, aber zumindest sind diese Unternehmen auf dem richtigen Weg. In der Zwischenzeit sollten wir hoffen, dass D3 und B12 Präparate und andere ähnliche Produkte das Vertrauen von immer mehr Ärzten gewinnen werden.

- (und ein bisschen eine ketzerische These:) Was ist, wenn Nahrungsergänzungsmittel so gut funktionieren, dass zu viele Krankheiten verschwinden und die Pharmaindustrie zu viel Geld verlieren würde?

6 Dinge, die man beim Kauf von Nahrungsergänzungsmitteln berücksichtigen sollte

Wenn Sie planen, Nahrungsergänzungsmittel einzunehmen, könnte dies der erste Schritt auf dem Weg zu einer besseren Gesundheit sein. Indem Sie die perfekte Ergänzung für Sie wählen, können Sie den maximalen Nutzen erzielen, den Sie brauchen. Unten aufgeführt sind einige der wesentlichen Faktoren, die Sie in Erinnerung behalten können, wenn Sie ein Nahrungsergänzungsmittel kaufen.

- Alter:
  Ergänzungen werden hergestellt, um die Bedürfnisse verschiedener Menschen in unterschiedlichen Altersgruppen zu erfüllen. Der Bedarf an bestimmten Mineralstoffen und Vitaminen ist in jedem Lebensabschnitt unterschiedlich. Daher ist es wichtig, die richtigen Ergänzungen in Übereinstimmung mit Ihrem Alter auszuwählen, um den maximalen Nutzen zu erzielen.

- Geschlecht:
  Abgesehen vom Alter ist das Geschlecht ein weiteres Element, das Sie beim Kauf von Nahrungsergänzungsmitteln berücksichtigen

sollten. Schauen Sie nach Ergänzungen, die speziell für Ihren Geschlechtstyp gemacht werden.

- Dosierung:
  Das Produkt sollte in der Lage sein, die empfohlene Dosis an Vitaminen zu liefern, die für einen gesunden Körper und Geist notwendig sind. Daher überwachen Sie sorgfältig die Menge an Vitaminen, die Sie durch eine einzige Dosis erhalten können.

- Achten Sie auf Warnsignale:
  Vermeiden Sie künstliche Zusatzstoffe, Farbstoffe, Konservierungsstoffe, Aromen und Zucker.

7 Die Ergänzungen, die ich nehme

Ich arbeitete in Kanada, wo ich meinen Freund und jetzt Ehemann traf. Durch ihn wurde ich mit meiner Haupt-Nahrungsmittelergänzungsmarke vertraut gemacht. Es heißt Kyäni und sie haben eine ganze Reihe von verschiedenen Produkten. Sie empfehlen einige Pakete, mit denen alle Vitamine, die Sie benötigen, abgedeckt werden, aber aus persönlicher Vorliebe, benutze ich nur einen kleinen Teil der Produkte. Ich bin Fan von dreien, die ich jeden Tag nehme und mit denen ich mich energiegeladen und gesund fühle. Ich nehme Kyäni Sunrise (ein flüssiges Gel, mit vielen Vitaminen für mein Immunsystem, das nach Beeren schmeckt), Kyäni Sunset (Vitamin D3 und Omega3) und Kyäni Extreme für einen zusätzlichen Energieschub, der meinen Herzrhythmusstörungen entgegenwirkt.

Wenn Sie mehr über Kyäni erfahren möchten, können Sie die Webseite besuchen:
https://www.kyani.com/de-ch/

Letztes Jahr zogen mein Mann und ich zurück nach Deutschland. Jetzt leben wir außerhalb von Berlin und das Stadtleben kann ziemlich hektisch sein. Ich hatte nur zwei Krankheitstage in den letzten fünf Jahren und ich glaube, es ist auch dank der Ergänzungen, die ich nehme. Während Kyäni gut für mein Immunsystem ist, D3 und Omega 3 ist, hat es nicht genug für meinen Vitamin B12-Spiegel getan. Deshalb kaufe ich auch Vitamin B12-Präparate bei Müller, einem Drogeriemarkt und Gemischtwarenladen in Deutschland. Ich habe bereits Taxofit, Doppelherz, Fit + Vital und Abtei ausprobiert. Also, fast alle Marken, die es gibt 😊. Geschmacklich habe ich Taxofit am besten gefunden, aber in Bezug auf die Effektivität sind wahrscheinlich alle gut, weil sich mein B12-Wert seitdem verbessert hat. Daher kaufe ich meistens das billigste.

Ich habe akzeptiert, dass mein Körper zusätzliche Vitamine benötigt, die mein Körper nicht durch die Nahrung aufnehmen kann, und ich bin froh, dass ich keinen Arzt aufsuchen muss, um diese Vitamine zu erhalten, sondern selbst über meine Gesundheit entscheiden kann.

8 Hat Ihnen dieses Buch gefallen?

Danke, dass Sie dieses Buch gelesen haben. Wenn Ihnen das Buch gefallen hat, hinterlassen Sie bitte eine positive Rezension bei Amazon und erzählen Sie Ihren Freunden davon. 😊 Es würde mir als Autorin sehr viel bedeuten.

9 Ihr Geschenk

Ich muss Seraina (von S. L. Giger Books) dafür danken, dass sie mir bei der Veröffentlichung dieses Buches geholfen hat. Ohne sie wäre die Erforschung von Vitamin B und D ein Hobby geblieben, aber durch sie habe ich es geschafft, mein Wissen in ein Buch zu organisieren und es tatsächlich zu veröffentlichen.

Sie bietet Ihnen eine nützliche Packliste und die Highlights ihres Thailand-Reiseführers an. Vergessen Sie nie wieder etwas Wichtiges und verschwenden Sie keine unnötige Zeit mit dem Packen.

Schicken Sie Seraina eine E-Mail mit dem Betreff: **Packliste** an **swissmissstories@gmail.com** um die Packliste und die Reisetipps zu bekommen.

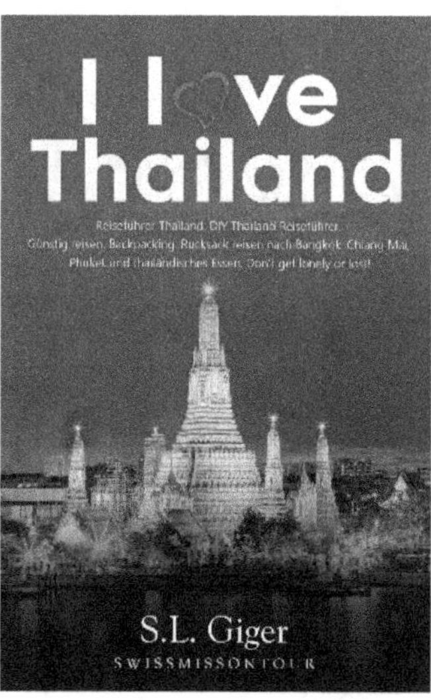